丸森英史（横滨牙科临床座谈会代表）推荐语

加古里子的绘本一向是从科学家的角度来讲述独特的内容，其中很多作品至今仍是孩子们的最爱。

不管怎么治疗，如果继续保持以前的生活习惯，那么过不了多久虫牙就会再次出现。相反，如果改变不良的生活习惯，就可以避免初期的虫牙进一步恶化。保护牙齿的要点就是要刷牙和不要吃太多甜食。为了不吃太多甜食，小朋友一日三餐就要好好吃饭；为了一日三餐能好好吃饭，小朋友就要多参加户外活动，充分锻炼身体。为了让唾液充分发挥其保护牙齿的作用，小朋友就要养成良好的生活习惯。我相信这本书可以让很多孩子明白这个道理。

作者简介

加古里子（1926年3月31日—2018年5月2日）日本绘本作家，儿童文学作家，工学博士，毕业于东京大学工业部。1959年为福音馆撰稿，从此踏上绘本创作之路。1973年退休后，投入科学技术及教育文化方面的研究、出版和推广工作。主要作品有"加古里子的身体科学绘本"系列（全10册）、"小达摩"系列和《乌鸦面包店》等。《你的家我的家》获"产经儿童出版文化奖"奖励奖，《游玩四季》获"久留岛武彦文化奖"，《金字塔》获"吉村证子日本科学读物奖"。他的作品以简单亲切而富有想象力的画风著称，充满科学性的独特风格，备受孩子们的喜爱。

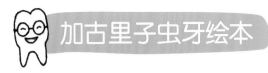

加古里子虫牙绘本

长了虫牙怎么办？

〔日〕加古里子◎著　刘　洋◎译

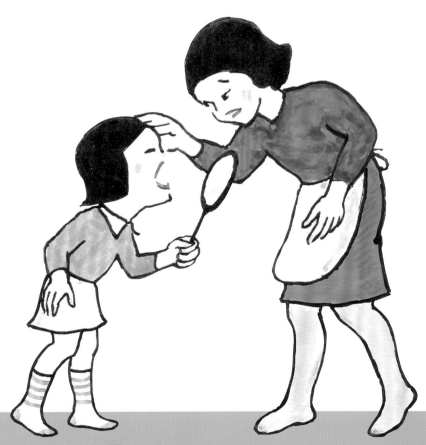

北京科学技术出版社

小光现在读小学二年级，
这些天来，
她靠里的**牙齿**有点儿疼。

前段时间刷牙的时候，
牙齿一碰到凉水就感觉酸酸的。
小光虽然觉得有点儿奇怪，
但是因为酸酸的感觉过一会儿就消失了，
所以她也就没有放在心上。
"可能已经好了吧。"
小光这么想。

*如果对虫牙初期轻微受损的牙齿不闻不问，虫牙是不会自动变好的。即使暂时不疼了，也不会自然痊愈。所以，要趁虫牙情况还不严重就开始治疗，防止进一步恶化。这一点非常重要。

可是，后来

牙齿三天两头地疼了起来。

小光一直忍啊忍啊，

她想："总有一天，

牙齿会自己好起来的。"

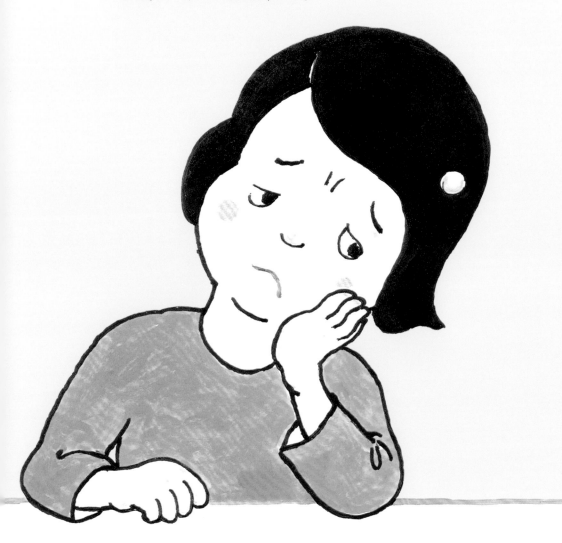

看到小光难受的样子，
奶奶摸着小光的脸，像念咒语似的说：
"小光的牙疼啊牙疼，快点儿飞走吧。"

不仅如此，
奶奶还祈祷说：
"牙神啊，请快点儿
把小光的牙治好。"

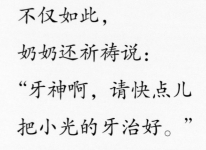

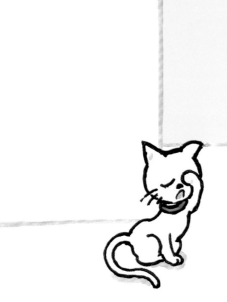

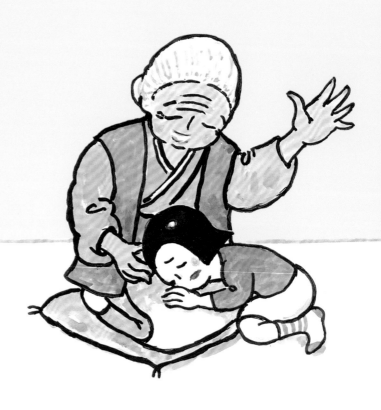

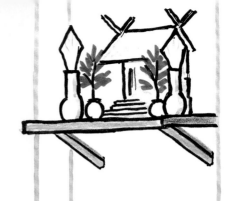

贴上了膏药，
又涂了薄荷药膏，
小光觉得疼痛
稍稍减轻了一点儿。

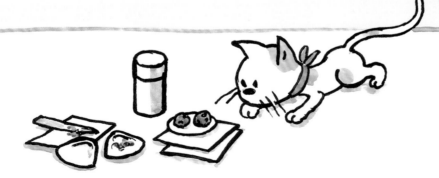

吃晚饭的时候，

食物粘到了**牙齿**上，

牙齿又开始疼了。

妈妈看了看小光的**牙齿**，

担心地说道：

"有的地方颜色确实不太正常。

给牙医打个电话，明天去看一下吧。"

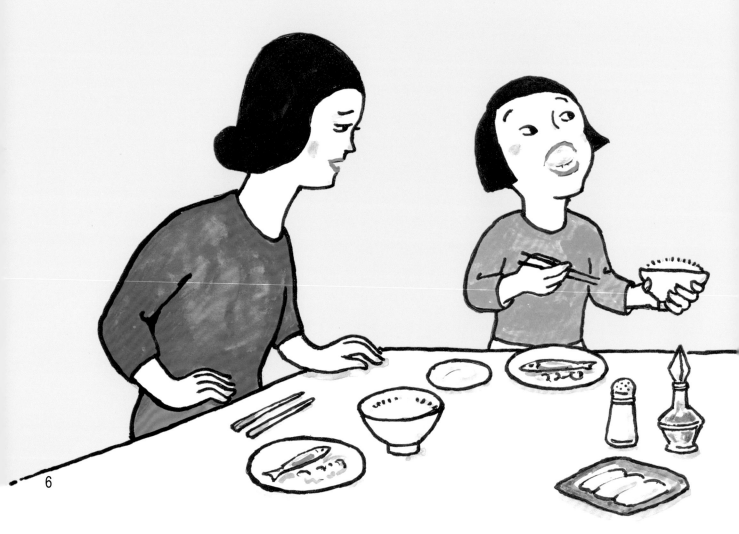

"没什么大不了的，

牙疼这种小病很快就会好。

再说小孩子的体质好，

忍耐一下就没事了。"

爸爸也凑过来看了看小光的**牙齿**，

还说了一些不以为然的话。

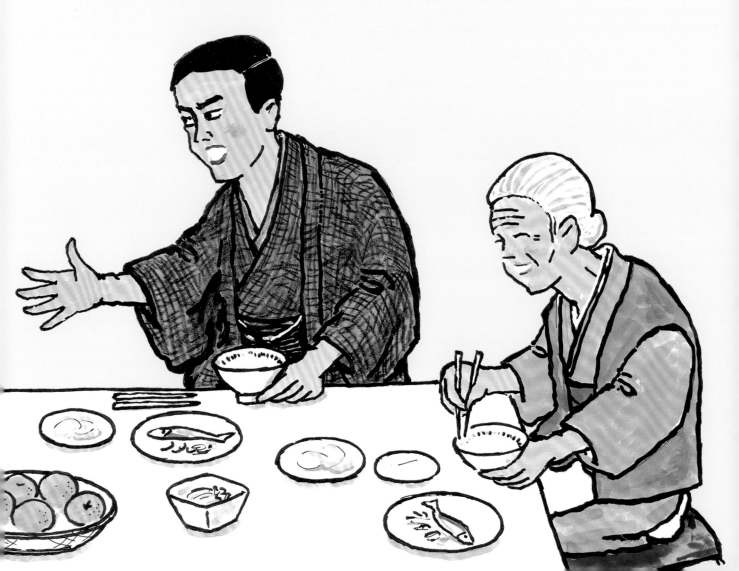

那天晚上，小光一直在做噩梦。

　　要是真的长了虫牙该怎么办呢？

　　一年级体检的时候，

　　我一颗虫牙都没有。

　　如果以后我每天都认真刷牙，

　　还会不会长虫牙呢？

　　要是真的长虫牙了，

　　那可就麻烦了——

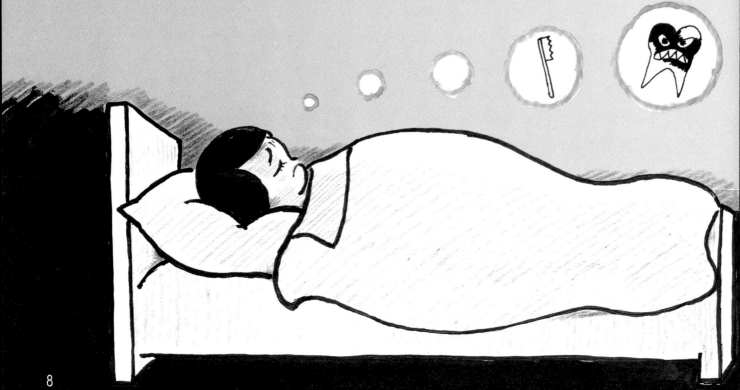

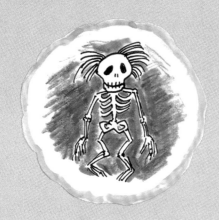

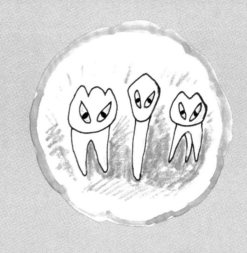

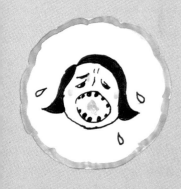

现在，**牙齿**还只是一阵阵地疼。
不久，**牙齿**上就会出现一个个洞，
然后，**牙齿**就会一颗颗地掉下来，
牙龈也会变得软乎乎的。
我会疼得连饭都吃不下，
晚上还会疼得睡不着觉。
我的身体会得很多病，
最后瘦得只剩下一副骨架。
要是真的变成这样，
我该怎么办呢？

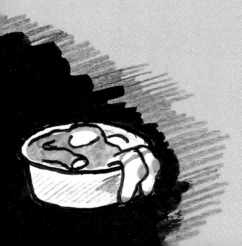

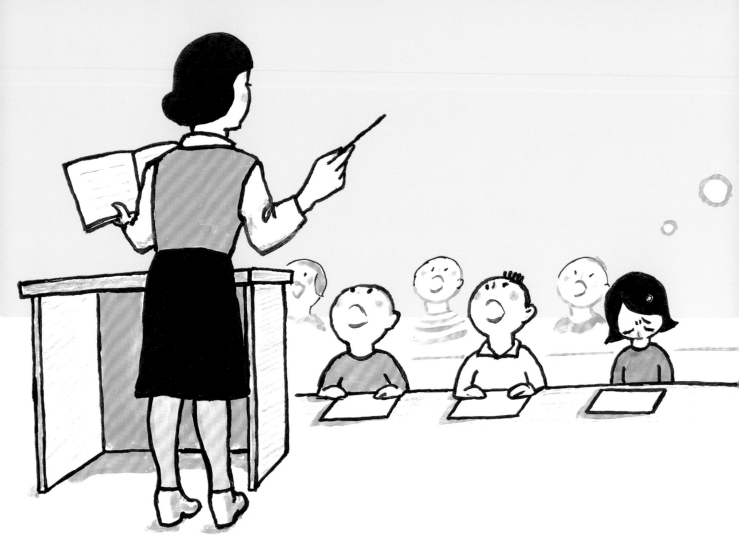

第二天早上，小光像往常一样去上学。
可不管是上数学课，还是上音乐课，
小光都无精打采的。

长了虫牙就麻烦了——
长了虫牙就完蛋了——
长了虫牙该怎么办呢——

牙医一定会认为
我是一个
懒惰的、
不认真的、
令人讨厌的
小孩子。

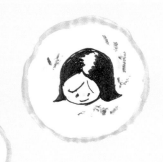

所以，放学后和奶奶一起
去医院的时候，
从出发一直到
到达医院，
小光一路上
都垂着头。

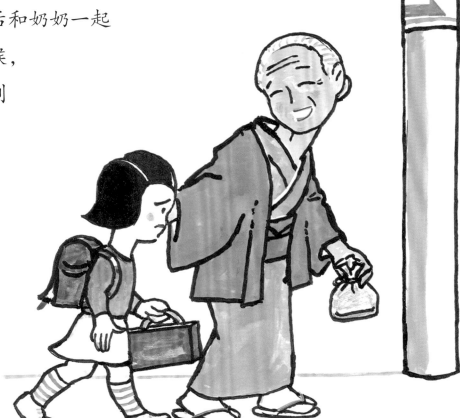

虽然这个牙科诊所叫作"前岛牙科"，
可是几乎没有人称诊所里的牙医为前岛医生。

"啊啊，欢迎光临！
今天不是奶奶不舒服，
是小光不舒服吧？
啊啊，小光，你先坐到椅子上吧。
奶奶，啊啊，请您在那里等一下。"
就因为这位牙医喜欢说这样一个有趣的口头语，
大家都管他叫"啊啊"医生。

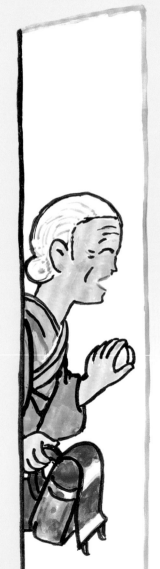

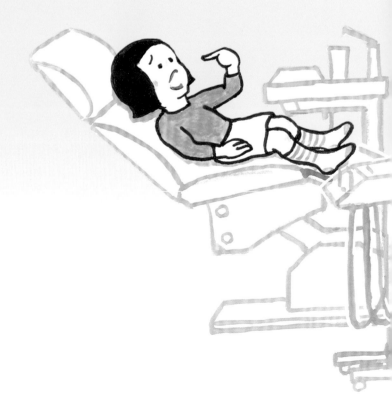

"啊呵，小光

明明一直都在认真刷牙，

注意保护**牙齿**，

啊呵，可是为什么——"

"啊呵"医生一边给小光做检查，

一边不停地嘟囔着。

"果然是虫牙。

啊呵，连小光都长虫牙了。

啊呵，真是遗憾！"

"啊呵"医生一边说，

一边在小光的牙齿上涂了点儿药。

"啊呵，要长虫牙也没办法。

为了不让虫牙的范围继续扩大，

啊呵，我一定要给你治好。"

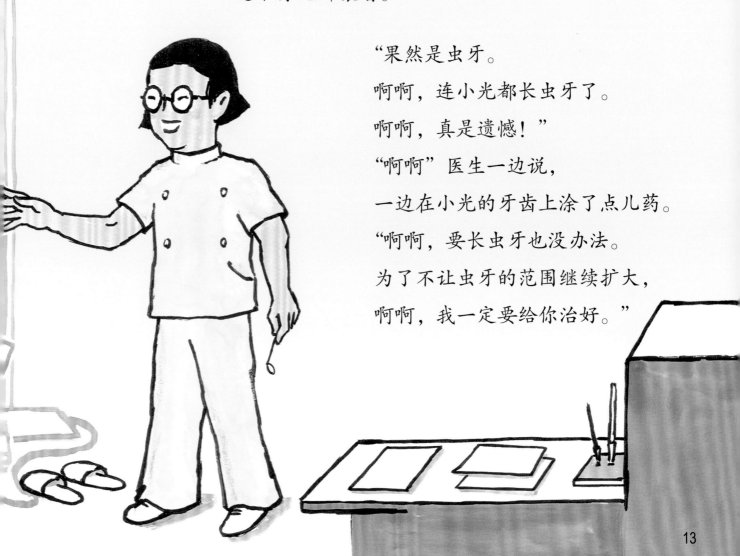

看到"啊啊"医生没有生气，
小光总算稍微安心了一些。
"啊啊"医生在纸上写下了小光的名字，
接着又写了一个数字——"75"。
小光看见了，小声地说：
"我今年 7 岁，上二年级，住在 61 号。"
医生听了，忍不住笑了起来。

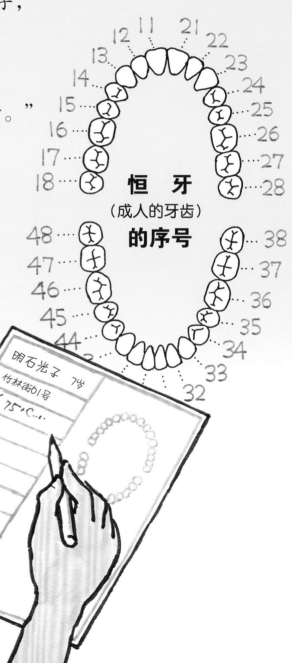

恒 牙
（成人的牙齿）
的序号

"这个数字既不是年龄，也不是住址，
它是小光坏掉的**牙齿**的序号。

*通用编号系统牙位记录法将恒牙编为1~32号，将乳牙编为A~T号。国际牙科联合会系统（FDI）牙位记录法使用如图所示的两位数给牙齿编号，其中第一位数表示牙齿是恒牙还是乳牙以及它所在的区，第二位数表示牙齿与中线相关的位置（牙齿越靠近中线，数字越小）。国际牙科联合会系统牙位记录法适用于计算机统计。

"就像这幅图上画的一样，
每颗**牙齿**都有自己的序号。
成年人的**牙齿**序号小一些，
小孩子的**牙齿**序号大一些。
有意思吧？"

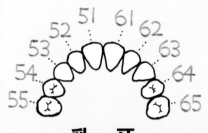

乳 牙
（儿童的牙齿）
的序号

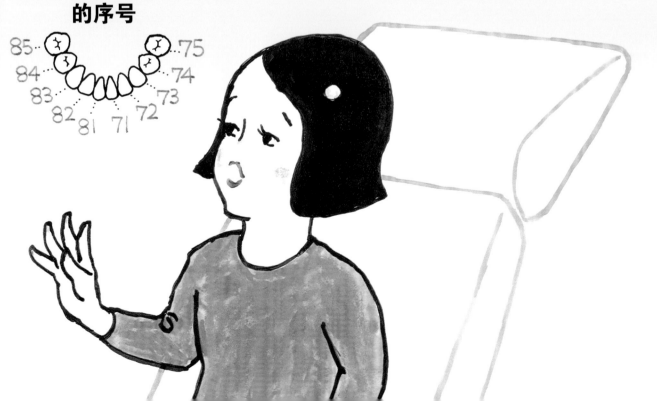

接着，"啊啊"医生
又在纸上写了一个字母C。
小光吃惊地问道：
"我的**牙齿**坏得那么厉害吗？"
"啊啊"医生听了她的话也有些吃惊：
"啊啊，小光真厉害！
你知道这个字母的意思啊？"

"那不是英文字母C吗？
妈妈告诉我，
A表示最好，
B要差一点儿，
C就更差了。
老师给我们评成绩时
就是这么写的。"

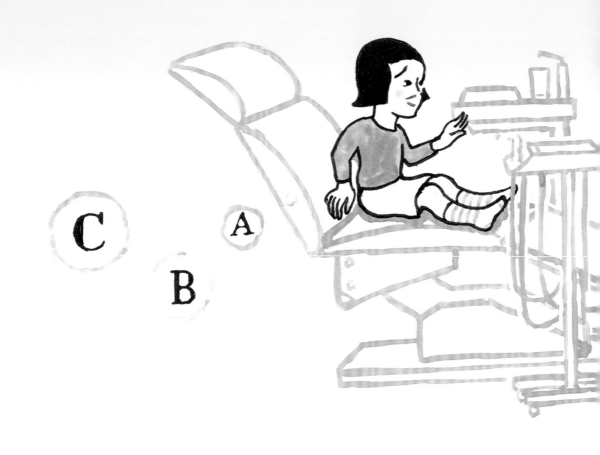

"啊啊，这个 C 不是考试分数，
它是'虫牙'的英文单词'caries'的首字母。
小光现在的虫牙是 C_2，
也就是说它正在上虫牙学校二年级。"

小光高兴地说："这么说来，
它离六年级还远着呢！"
听了她的话，
"啊啊"医生的眼睛
顿时瞪得圆圆的——

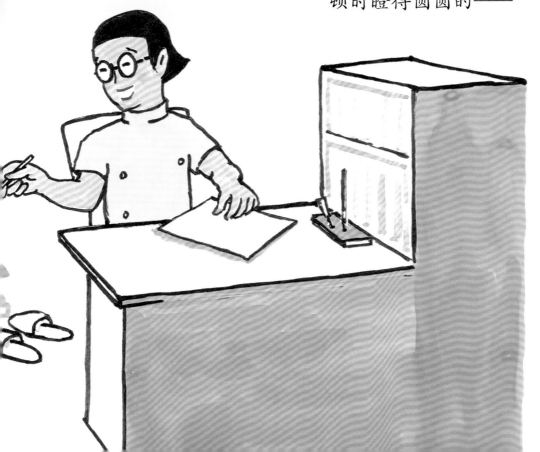

"啊呵，说得好！

不过，虫牙学校只有四个年级。

一年级是 C_1，

牙齿上只有一个小洞，

不疼也不酸，

不注意的话是感觉不到的。

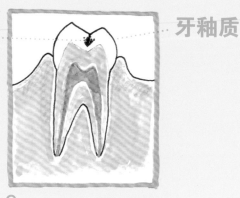

虫牙 ⋯⋯ 牙釉质

C_1（虫牙学校一年级）
牙齿表面的牙釉质上出现一个
小洞。这时感觉不到疼痛。

牙本质

"接着就是像小光这样的 C_2，

小洞向深处扩展，

凉水有时会渗进去。

这时如果能够及时发现和治疗，

还是很容易治好的。

C_2（虫牙学校二年级）
小洞扩大到牙本质。开始感到酸
或者疼。

* 牙齿表面的牙釉质上有一些斑点，
虫牙处于初期，可以治愈。

18

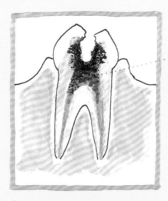

牙髓（神经）

C₃（虫牙学校三年级）
小洞变大，坏掉的部分发展到牙齿的神经。能感觉到剧烈的疼痛。

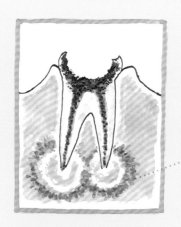

化脓

C₄（虫牙学校四年级）
整颗牙齿松动，摇摇欲坠，牙龈化脓。这是最严重的虫牙。

"但是，到了 C_3，
小洞会变大，
牙齿会很疼。
这时就比较麻烦了。

"如果继续放任不管的话，
牙齿会烂得只剩牙根，
牙龈也会肿起来，
变得软软的，
还会化脓。
这时就是最严重的 C_4 了。

"要是到了这个地步，
这颗**牙齿**就彻底完蛋了，
只能拔掉。
为了防止变成这样，
一定要早点儿把小洞堵上。"

接着——

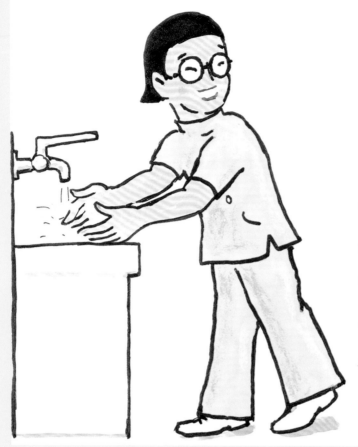

"啊啊"医生把在外面等待的奶奶
叫进来并对她说：
"对不起，让您久等了。
小光的虫牙发现得很及时，
我已经处理好了。

"但是，虫牙这种病
和手受的伤或者感冒不一样，
即使治好了，
牙齿也不能变成原来的样子，
牙齿上的洞也不会消失。

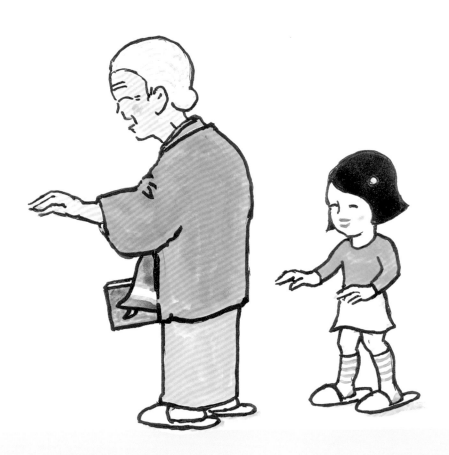

"所以，
比起治好虫牙，
啊啊，不长虫牙更好。
要是用学校的考试来打比方，
这样的成绩就是 A。"

"真是太谢谢您了，
给您添麻烦啦。
但是，怎样做才能得到 A 等成绩，
不长虫牙呢？"
奶奶一边感谢"啊啊"医生，
一边问他。

"啊啊"医生笑了笑说：
"小光明明已经很注意刷牙了，
却还是长了虫牙，这说明
要想预防虫牙，还必须注意以下三件事。

"第一，只有充分咀嚼，
才能嚼烂饭菜或者零食。
明白吗？

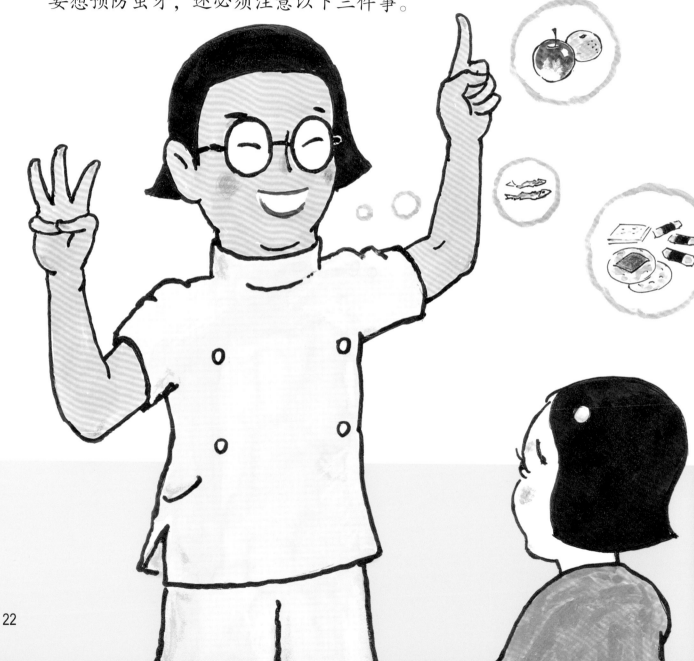

"不能只吃软软的、
不用充分咀嚼
也能咽下去的食物。
此外，还要吃一些生蔬菜，
以及含纤维的或者带骨头的、
嚼起来有声音的食物。
总之，凡是靠下颌充分运动
才能嚼烂的食物都可以。"

听到这里，
奶奶笑眯眯地说：
"我就是因为喜欢吃
嚼起来有响声的食物，
所以直到现在**牙齿**都很健康。"

小光觉得非常奇怪。
不是在说
怎么才不长虫牙吗？
怎么说到食物上了？
她连忙问道："真的吗？
嚼起来有响声的零食
也可以吃吗？"

"啊啊"医生笑着回答她说：
"当然可以，零食也是非常重要的食物。
啊啊，小孩子的身体每时每刻都在生长，
但是胃太小了，所以很容易饿。

"因此，吃一些有营养的零食也是很好的补充。
有些孩子是因为吃了太多不健康的点心，
喝了太多不健康的果汁，
结果变得不想吃饭，
牙齿和身体才变差的。

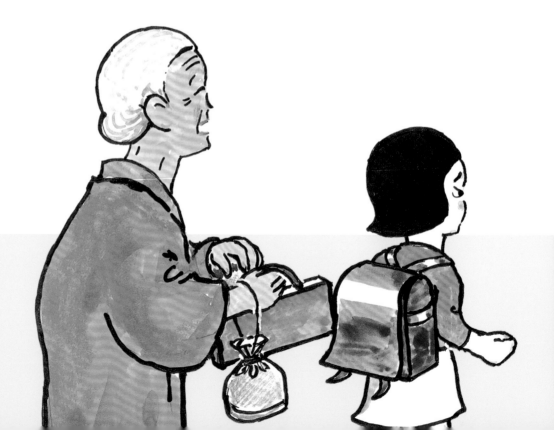

"也就是说，啊啊，
一些经常吃有营养的零食的孩子
反而不容易长虫牙哦。
小孩子完全可以在规定的时间
吃一些和饭菜一样
有营养、需要充分咀嚼的零食。

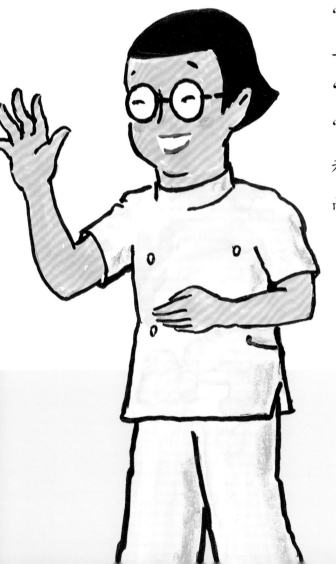

"至于其他时间嘛，
一定要严格遵守
'不许贪吃'的规矩。"
"啊啊"医生说的话
和爸爸以前对小光说过的话差不多。
而且——

还没有完——

"第二，吃完饭或者吃完零食以后，
一定要马上把**牙齿**刷干净。
小光的 75 号**牙齿**
好像刷得不怎么干净啊。"

"对不起，
今后我一定注意。
请问，早上起床的时候
可以不刷牙吗？"
小光先是有礼貌地道了歉，
然后又问了一个
她一直想知道答案的问题。
小光问完后，

"啊啊"医生说了一些
很有意思的话。

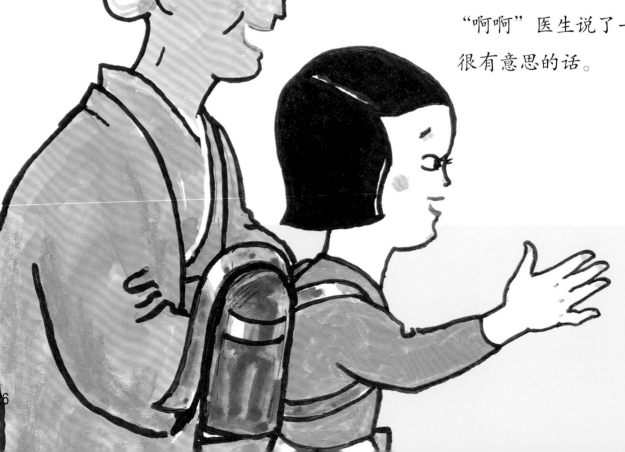

"小光要是刷的话，当然会更好。
刷牙主要是为了刷掉污垢和食物残渣，
让**牙齿**变干净。

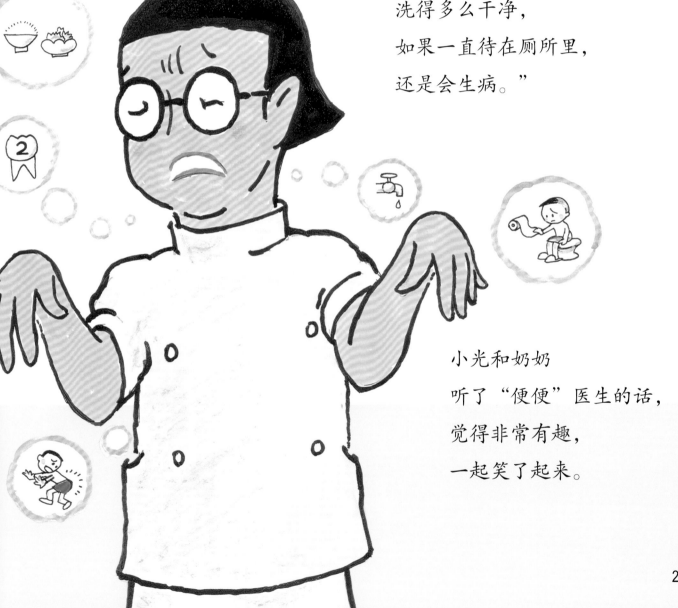

"小光也是在便便之后，
而不是在便便之前
擦屁股和洗手的吧？
但是不管每次擦得多么干净，
洗得多么干净，
如果一直待在厕所里，
还是会生病。"

小光和奶奶
听了"便便"医生的话，
觉得非常有趣，
一起笑了起来。

等小光和奶奶笑完之后，
"便便"医生又变回了"啊啊"医生。

他接着对小光说：
"第三，啊啊，就是要尽量多帮家人干活，
然后努力学习，尽情玩耍。

"不要老看电视，啊啊，
那样的话，
就不能好好地学习和玩了。

"要多思考、多运动，
这样智慧才会不断增长，
心灵和身体才会变得很健康，
爱护**牙齿**的成绩才会毫无疑问是 A。"

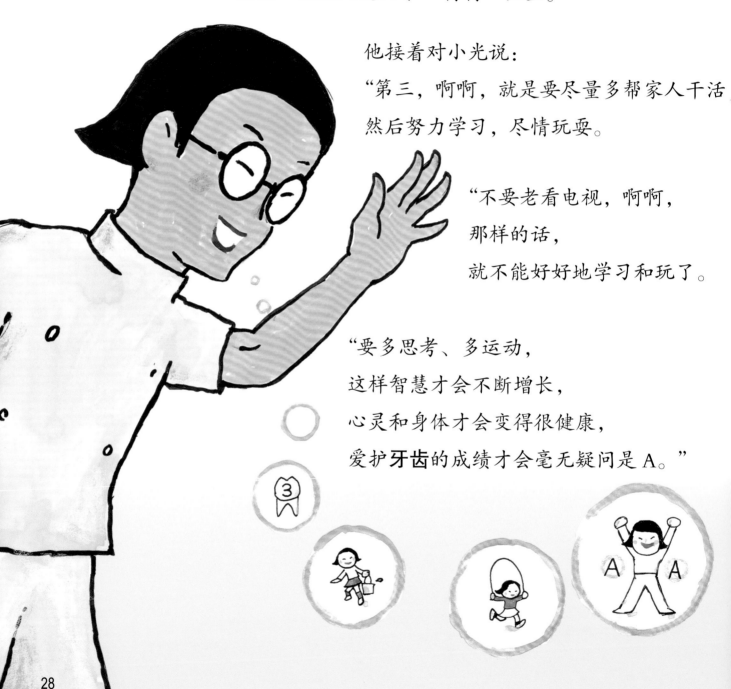

28

听完"啊啊"医生的话，小光说：

"医生，我明白了。

我一定不会让我的虫牙

上虫牙学校三年级和四年级的。

医生，谢谢您。"

"啊啊，小光真聪明！

代我向你的爸爸妈妈问好啊！"

小光点点头，

向"啊啊"医生挥手说再见。

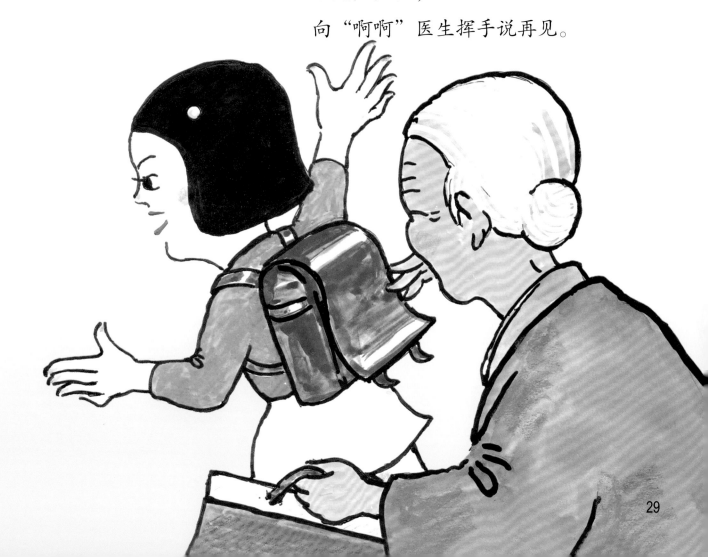

小光和奶奶走在回家的路上，
她迫不及待地
想告诉爸爸妈妈——

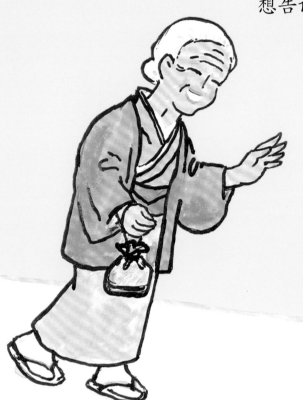

虫牙学校的事；
便便的事；
虫牙不会自己好起来的事；
长了虫牙并不可怕，
要马上看医生，
让虫牙尽快好起来的事。

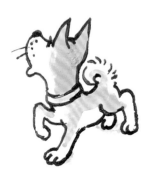

要充分咀嚼食物——
要充分磨烂食物——
让心灵和身体都健康！
不管是小孩子，
还是大人，
都要努力去做这件事。

小光在路上飞快地走着，
她不是去上虫牙学校，
而是去上真正的小学。
不管再过多久，
即使是成为三年级学生
或者四年级学生，
小光也绝对不会再长虫牙了，
她已经成为一个结实的孩子。

后　记

虫牙带来的疼痛，自古以来就困扰着很多人，所以有很多止痛的民间疗法流传下来。

但是在现代，最好的办法就是请专业的牙医治疗。

可是，大人们不要以为孩子牙疼了，只要把他领到医生那里，让医生治好就够了。

为什么会长虫牙呢？到底是在哪里做了什么事才长虫牙的呢？是因为生活中有什么地方没有注意到才长虫牙的吗？要让孩子和医生一起思考这些问题，一起寻找答案，一起努力治疗虫牙，否则其他牙齿也会有相同的遭遇——这对孩子和医生来说，都是一件非常遗憾的事。"虽然已经长了一颗虫牙，但是不要放弃，绝对不要让其他牙齿也变成虫牙！"本着这样的信念，我写了这本书。

横滨牙科临床座谈会和虫牙预防研究会的各位朋友给了我很多专业的帮助和指导，在这里一并表示感谢。

加古里子

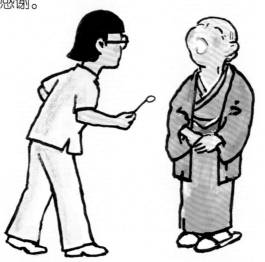

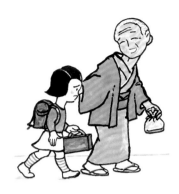

Mushiba ni natta doushiyou

Copyright © 2010 by KAKO Satoshi

Original Japanese edition published by froebel-kan co., Ltd

Chinese simplified character translation rights arranged with froebel-kan co., Ltd

Through Shinwon Agency Beijing Representative Office, Beijing.

Simplified Chinese translation copyright © 2020 Beijing Science and Technology Publishing Co., Ltd.

著作权合同登记号　图字：01-2011-4088

图书在版编目（CIP）数据

长了虫牙怎么办？ / （日）加古里子著；刘洋译. —北京：北京科学技术出版社，2020.7

（加古里子虫牙绘本）

ISBN 978-7-5714-0840-4

Ⅰ. ①长… Ⅱ. ①加… ②刘… Ⅲ. ①牙–保健–儿童读物 Ⅳ. ①R78-49

中国版本图书馆CIP数据核字（2020）第041525号

长了虫牙怎么办？（加古里子虫牙绘本）

作　　者：	〔日〕加古里子	译　　者：	刘　洋
策划编辑：	荀　颖	责任编辑：	刘　洋
责任印制：	张　良	图文制作：	樊润琴
出 版 人：	曾庆宇	出版发行：	北京科学技术出版社
社　　址：	北京西直门南大街 16 号	邮　　编：	100035
电　　话：	0086-10-66135495（总编室）		0086-10-66113227（发行部）
	0086-10-66161952（发行部传真）		
电子邮箱：	bjkj@bjkjpress.com	网　　址：	www.bkydw.cn
经　　销：	新华书店	印　　刷：	北京盛通印刷股份有限公司
开　　本：	889mm×1194mm　1/20	印　　张：	2
版　　次：	2020 年 7 月第 1 版	印　　次：	2020 年 7 月第 1 次印刷

ISBN 978-7-5714-0840-4/R · 2758

定价：39.00 元

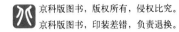